La relación de coaching

Karen Walthuis

La relación de coaching

desde las seis actitudes

Karen Walthuis

2020

Primera edición: 2020

El modelo de las seis actitudes del coach se publicó originalmente en *Wisselende contacten, de ontmaskering van de coachingsrelatie,* 2008, Scriptum. Este librillo es un resumen breve de la primera parte del libro con respecto a la relación entre coach y coachee

ISBN 978-0-244-87095-9

NUR770

www.KarenWalthuis.nl
karen@KarenWalthuis.nl

Índice

Introducción

¿Qué hace que el trabajo como coach sea tan interesante? Mi respuesta ante esto es clara: ¡el contacto con el coachee! No hay muchos trabajos donde se pueda tener una comunicación tan increíblemente íntima con un completo desconocido en tan solo un par de minutos.

En mi libro en holandés «*Wisselende contacten, de ontmaskering van de coachingesrelatie*» (Scriptum, 2008), describo todo lo que ocurre dentro de una relación de coaching, desde la transferencia hasta el amor y desde el poder hasta la empatía, y presento mi modelo de las seis actitudes del coach. En este librito, conocerás las seis actitudes del coach y cómo aplicarlas durante el proceso de coaching. Es una muestra resumida de la primera parte de *Wisselende contacten*.

Las seis actitudes del coach te ayudarán a reflexionar sobre la manera en la que modelas tu actitud hacia tu coachee. Te ayudarán a elegir, en momentos concretos, la actitud más adecuada con intervenciones correspondientes. De esta forma, cada sesión de coaching será un encuentro agradable y un proceso fluido y fácil; una fuente de energía tanto para el coachee como para ti. Y, sin duda, muy eficaz.

¡Te deseo una lectura agradable y que disfrutes de todas tus futuras sesiones de coaching!

Ámsterdam, Países Bajos, Karen Walthuis, febrero de 2020

Cuestionario
para determinar tu actitud preferida

Antes de empezar a leer sobre las actitudes, te aconsejo que completes el siguiente cuestionario.

Indica en las siguientes preguntas hasta qué punto estás de acuerdo con su enunciado mediante el siguiente sistema de evaluación:

totalmente de acuerdo:	4
de acuerdo:	2
no estoy de acuerdo:	0

1. Es importante analizar junto con el coachee la causa de sus problemas, ya que así se consigue una idea de cómo solucionarlos.
2. Es importante empoderar al coachee con cumplidos.
3. El coach es corresponsable de la calidad de las elecciones del coachee.
4. Es importante prestar atención a la causa del problema para poner en marcha el proceso de transformación.

5. El objetivo del coaching es la concienciación y la aceptación de uno mismo y de la realidad.
6. No importa cómo y hacia donde se mueva el coach; lo importante es que se mueva. Aceptar el *status quo* también se considera movimiento.
7. El coach tiene que imponer una estructura en sus sesiones de coaching.
8. El valor añadido de un coach son sus conocimientos especializados.
9. El coach crea la oportunidad para que el coachee alcance la meta.
10. El coachee aprende a aceptar el pasado hablando sobre él para poder vivir en el presente.
11. El proceso de desarrollo del coachee se produce de todas maneras, el coach solo presta ayuda.

12. Un coach es equiparable a un bufón: utiliza el humor y crea confusión para inducir a la reflexión.

13. Los cuestionarios son una herramienta indispensable para el proceso de coaching.

14. Mediante el análisis de la situación del coachee, el coach aporta al coachee conocimientos sobre su verdadero problema.

15. Solo puede considerarse que el coaching ha tenido éxito cuando se hayan logrado resultados visibles.

16. Cuando el coachee está contando su historia, el coach tiene que dejar que la exprese y escuchar atentamente.

17. Las respuestas se encuentran dentro de las personas.

18. El coachee acepta un consejo especialmente cuando se le ocurre a él mismo.

Indica en las preguntas siguientes en qué medida haces esto durante tus sesiones de coaching, utilizando el siguiente sistema de evaluación:

siempre	3
a menudo	2
a veces	1
apenas o nunca	0

19. Tomar notas de la historia del coachee.
20. Contar una experiencia propia o de otra persona.
21. Llegar a acuerdos concretos con respecto a los objetivos de aprendizaje del coachee.
22. Escuchar al coachee sin interrumpirle ni orientarle.
23. Preguntar cosas al coachee que le hagan reflexionar.

24. Proponer soluciones absurdas, consejos inaplicables e ideas fantásticas.
25. Estructurar y analizar el pasado del coachee.
26. Explicar modelos y teorías al coachee.
27. Poner tareas o ejercicios al coachee para casa o el trabajo.
28. Animar al coachee por medio de gestos y palabras para que hable y exprese sus emociones.
29. Pausar la sesión y ofrecer retroinformación inmediata al coachee.
30. Dramatizar el comportamiento del coachee.
31. Hacer que el coachee realice tests de personalidad.

32. Estructurar y analizar la información sobre el coachee.
33. Animar o entusiasmar al coachee para que asuma su propia responsabilidad.
34. Parafrasear y reflejar emociones cuando el coachee cuenta su historia.
35. Dejar que el coachee decida los temas de conversación.
36. Informar al coachee de las ventajas de su problema o de su patrón de comportamiento indeseado.

Completa tu puntuación en la siguiente lista, suma verticalmente las filas, y conseguirás una idea de tus actitudes preferidas y de las menos preferidas.

Investigador	Profesor	Capitán	Receptor	Budista	Bufón
1	2	3	4	5	6
7	8	9	10	11	12
13	14	15	16	17	18
19	20	21	22	23	24
25	26	27	28	29	30
31	32	33	34	35	36
total:					

Actitudes

La relación entre un coach y su coachee viene determinada en gran medida por las actitudes individuales y personales de ambos. Este tipo de actitud personal cuenta con un componente físico, un componente mental y un componente emocional. Con la postura de tu cuerpo, tus expresiones faciales, tu voz, tus gestos y la manera en la que estableces contacto visual, revelas cómo te relacionas contigo mismo, con otras personas y con el resto del mundo. Si, por ejemplo, te yergues, con los pies bien firmes en el suelo, y extiendes la mano a tu nuevo interlocutor mientras le miras a los ojos, lo puede interpretar como una actitud confiada. Si además sonríes sinceramente, también estás comunicando que estás disfrutando del encuentro.

El componente mental está formado por suposiciones profundamente arraigadas sobre ti mismo, el otro, la situación y el mundo en general. Los pensamientos que subyacen a la actitud confiada descrita son, por ejemplo: «me siento bien», «es agradable conocer a gente nueva» o «qué bien me lo paso trabajando como coach». Es curioso que, aunque la actitud determina en gran medida nuestro funcionamiento, no somos casi conscientes de nuestra propia actitud. A veces vemos nuestra actitud reflejada en la reacción de otras personas. ¿Alguna vez te ha pasado que tienes uno de esos días en el que te sientes bien contigo mismo, que todo va bien y que todo el mundo es amable contigo? Entonces lo más probable es que eso se deba a que has adoptado una actitud feliz y abierta con la que estás mostrando satisfacción con la vida y los que te rodean. Pero, ¿quién se para a pensar en su vida diaria sobre las convicciones subyacentes a su propia actitud? Un coach, obviamente. ¿No es cierto?

Propuestas relacionales

Con nuestra actitud, nos estamos siempre presentando propuestas relacionales unos a otros. De esta forma, comunicamos cómo nos queremos relacionar con el otro. El otro siempre puede elegir cómo responder ante una propuesta relacional: puede mantener la misma actitud, ignorar la propuesta o contestar con una propuesta complementaria. A continuación, un ejemplo de las tres reacciones posibles. Cuando el coach adopta una actitud abierta, está invitando a su coachee a adoptar también una actitud abierta. Si el coachee acepta la propuesta y contesta con el mismo comportamiento, se crea una relación abierta entre el coach y el coachee. La segunda posibilidad es que el coachee ignore la propuesta del coach de adoptar una actitud abierta. Quizá no se fía del coach, u otra persona le ha mandado a verle y en realidad no está interesado en el coaching. De esta forma, el coachee está ignorando la propuesta que surge de la actitud abierta del coach y persiste en su propia actitud, cerrada en este caso. Para la tercera posible reacción ante una propuesta relacional —el contestar con una actitud complementaria—, hay otro ejemplo ilustrativo. Imagínate un coach que adopta una actitud decidida. Es posible que el coachee reaccione ante esa actitud fuerte del coach con una actitud obediente. En este caso, el coachee reacciona con una actitud complementaria a la del coach.

En los ejemplos descritos, la actitud del coach sigue siendo el punto de partida. Con esto no quiero alegar que el coach siempre guía durante una propuesta relacional. Un coachee que viene ante el coach con una actitud victimista, como, por ejemplo, con los brazos cruzados y una expresión en la cara que dice «vivir es sufrir», puede provocar una reacción complementaria del coach; es decir, adoptar una actitud salvadora o compasiva. El coach aconseja y anima al coachee hasta donde le es posible. Incluso puede que el coach se dedique a resolver todo tipo de asuntos para el coachee.

En conclusión, el coach y el coachee realizan constantemente propuestas relacionales mediante las actitudes que adoptan. Juntos definen su relación y se influyen mutuamente. En no pocas ocasiones, la actitud del coachee es, ya de por sí, un tema de coaching. Como dijo aquel director que entró por mi puerta: «Bueno, *coach*. Muéstrame tu magia, a ver.» Es eso exactamente lo que lo hace tan interesante y complicado al mismo tiempo. Con su actitud, el coachee, al fin y al cabo, está haciéndole una propuesta al coach. El coach se ve tentado a escucharle. La pregunta en realidad es si el coachee se beneficia de una reacción automática ante su actitud, ya que así consigue siempre lo mismo. Y ahora el coachee está buscando algo distinto, y por eso acude al coach. Por tanto, corresponde al coach salirse de los patrones automáticos y a obligar al coachee a adoptar una actitud relajada con su contrapropuesta inesperada. Para ello es necesario que el coach sea consciente de su propia actitud, de la actitud del coachee y del efecto de ambas sobre los resultados del coaching.

Párate un momento y piensa:
¿Cómo reaccionarías tú ante la propuesta relacional del director?

Modelo de las seis actitudes del coach

Podemos estudiar las actitudes de los coaches y coachees desde múltiples perspectivas, y mapearlas. Basado en el siguiente modelo de las seis actitudes del coach, el tema central del coaching es «la responsabilidad». La manera en la que los coaches y los coachees lidian con la responsabilidad de los problemas del coachee, se refleja en las dimensiones *dar espacio* y *guiar*.

Dar espacio implica que el coach deja al coachee en gran medida elegir y determinar libremente sus preguntas de coaching y las respuestas o soluciones a ellas. El coach apenas orienta en la dirección en la que buscar soluciones, o hacia donde se está moviendo el coachee. *Guiar* significa que el coachee asume más responsabilidad sobre la formulación de las preguntas de coaching y sobre la dirección hacia la que debe ir para buscar soluciones y respuestas. Intenta dejar que el coachee se mueva en esa dirección.

La otra dimensión está relacionada con la atención prestada a la causa del problema o al contexto de la pregunta. En el modelo, esto se expresa como el enfoque en el tiempo: en el pasado, el presente y el futuro. Con un enfoque en el pasado, el coach y su coachee reflexionan sobre la vida pasada del coachee o la razón por la que se ha llegado a esta situación. En realidad, sobre todo lo que ha ocurrido entre entonces y ahora. Con el enfoque en el presente, abordan el problema o los patrones desde las experiencias vividas por el coachee en el momento actual. Y con el enfoque en el futuro, el coach pretende poner directamente en movimiento al coachee.

Combinando las dimensiones *dar espacio* y *guiar* con los enfoques en el pasado, el presente o el futuro, se forma un modelo con seis actitudes del coach.

En los siguientes capítulos, se explicará a fondo cada actitud. Las suposiciones implícitas que subyacen a la actitud del coach sirven como guía, así como las intervenciones del coach asociadas a sus respectivas actitudes. No hay una actitud buena, mala o incorrecta. Cada actitud tiene sus méritos. Aun así, también expongo, además de una actitud productiva, una variante contraproducente de la misma actitud. Con ello, me refiero a «demasiado de algo bueno»; los defectos de la actitud.

Por eso me abstengo de calificar las actitudes. No se trata de que una actitud siempre sea por definición mejor que otra. ¿Qué determina entonces la eficacia de una actitud? Creo que eso se observa en la razón por la que adoptamos una actitud. ¿Lo hacemos alineándonos con las auténticas necesidades del coachee y el proceso de coaching, o nos vemos impulsados por un interés propio inconsciente? Volveré a hablar de esto más adelante. Primero, vas a descubrir las seis actitudes del coach.

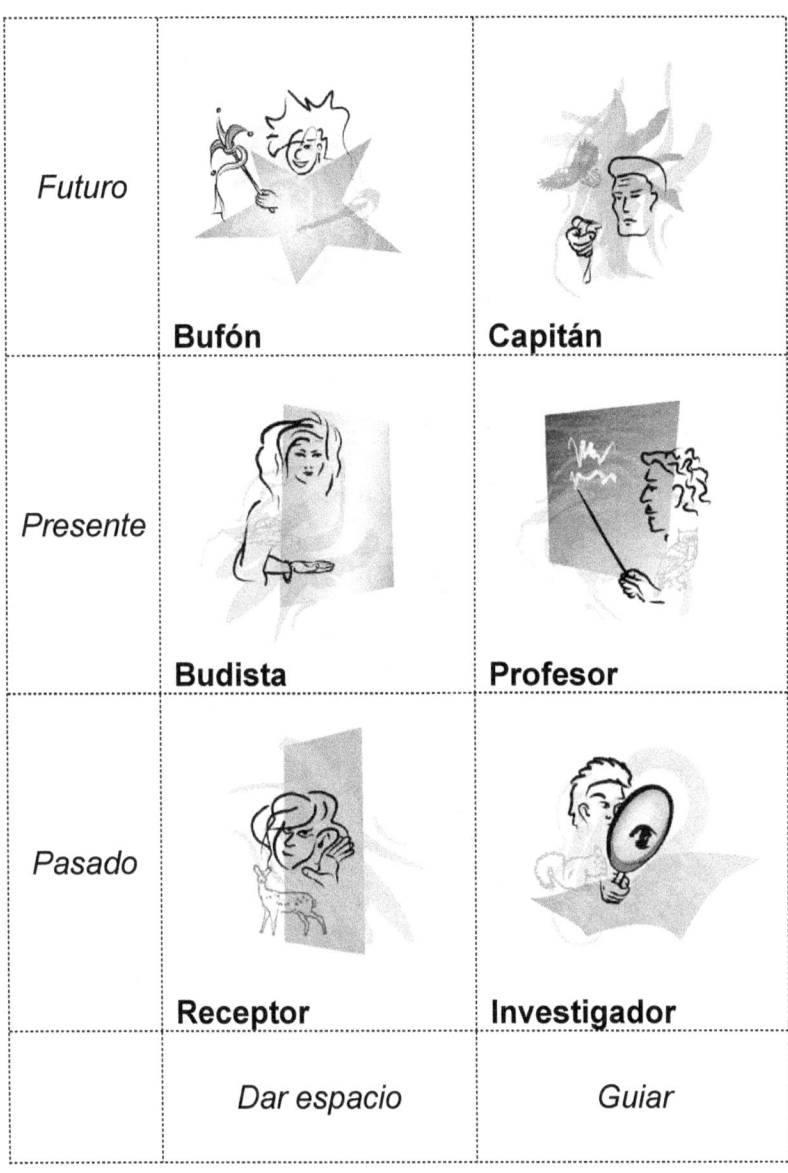

Futuro	**Bufón**	**Capitán**
Presente	**Budista**	**Profesor**
Pasado	**Receptor**	**Investigador**
	Dar espacio	*Guiar*

Modelo de las seis actitudes

21

El Investigador

«¿Dónde trabajas? ¿Cuál es tu situación familiar? ¿Cuándo ha surgido este problema? ¿Cómo iban las cosas con tu familia?» El coachee responde a las preguntas del coach de manera objetiva y rigurosa.

El Investigador comienza desde el principio y formula preguntas concretas sobre el coachee y su pregunta de coaching. Después de todo, al prestar atención a la causa del problema se consigue esclarecer una posible solución. Y tienes que conocer bien al coachee para poder ayudarle de manera óptima. El coachee rellena cuestionarios que permiten entender la estructura de su personalidad. A petición del coach Investigador, pinta o imagina su vida en una línea de tiempo. En casa, trabaja duro para escribir su biografía. El coach, en la actitud del Investigador, analiza y combina la información obtenida y expone así las raíces de la situación actual de su coachee.

Espero que ya tengas una imagen de lo que es trabajar como coach partiendo de la actitud del Investigador. Céntrate en esa imagen y contesta a las siguientes preguntas:

- ¿Cuántas veces adoptas la actitud del Investigador?
- ¿Cuándo la adoptas? ¿Basándote en qué convicciones?
- ¿Qué es lo que te gusta de esta actitud?
- ¿Qué efecto tiene esta actitud?

¿Qué se saca de esta investigación dirigida por el coach?
El coachee se siente entendido y apoyado por ese coach que dedica tanta atención a familiarizarse con la situación, el historial y la personalidad del coachee. El coachee puede conseguir una mejor comprensión del papel que desempeña en su historia personal, observando relaciones entre sus experiencias y los patrones de

pensamiento y de comportamiento con los que da forma a su vida en el presente. Este conocimiento puede llegar a ser el comienzo de un cambio en sus patrones. Además, esta indagación en la historia personal del coachee puede proporcionar un entendimiento profundo sobre sus motivaciones, y puede además revelar talentos que el coachee puede haber perdido de vista en algún momento de su vida.

Con un poco de suerte, el coachee puede llegar a comprender e incluso aceptar su pasado, y a sí mismo.

Esta amplia investigación facilita al coach una base sólida de datos para el siguiente proceso de coaching. Sabe con quién está tratando.

Defecto: el ingeniero nuclear

El Investigador desmedido es un ingeniero nuclear que continúa investigando hasta que consigue tener todos los hechos sobre la mesa. En este caso, el coachee está proporcionando información al coach sin conseguir nada a cambio. O el Investigador se convierte en la versión moderna de Sigmund Freud. Una persona seria que sigue investigando hasta que expone los recuerdos más profundos de la niñez del coachee y descubre los secretos más recónditos de su alma. Esto podría tener como consecuencia que el coachee siga enfocado en el pasado y en las razones y los orígenes de su sufrimiento diario. Así el coachee no empezará a moverse, quedándose, por así decirlo, atascado en visiones de sí mismo y su pasado.

Mis notas

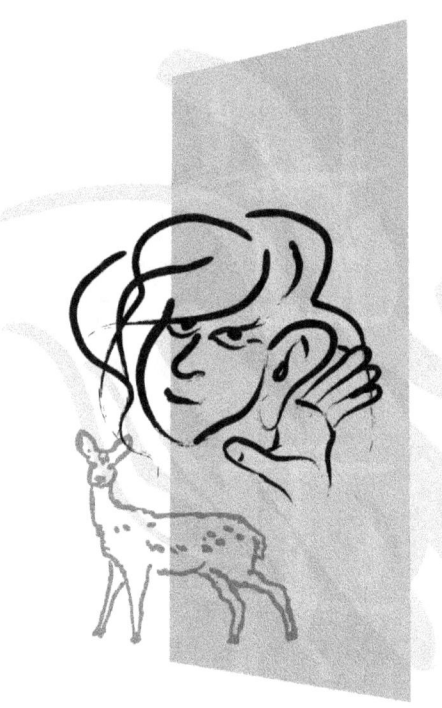

El Receptor

«Sí, vale, hmm, hmm, ajá», dice el coach asintiendo rítmicamente con la cabeza gacha. El coachee le cuenta más cosas, animado por la atención silenciosa del coach. «Así que, por lo que me dices, sentías que tu padre no te prestaba atención en aquellos tiempos, ¿no?» dice el coach parafraseando. El coachee asiente y da más detalles sobre su relación con su padre.

El Receptor entiende como ningún otro el valor de escuchar con atención. Dejar que el coachee cuente su historia. Dejar que hable. Mediante paráfrasis y resúmenes, el Receptor confirma al coachee que le está escuchando. Después de todo, quién tiene tiempo en esta sociedad para prestar atención de verdad a otros. ¿Cuándo tiene tiempo una persona para desahogarse? Con este coach, el coachee puede hacer exactamente eso. El Receptor tiene preparadas técnicas de conversación rogerianas y cuenta con muchísima paciencia. El Receptor está convencido que prestar atención al origen del problema puede poner en marcha el proceso de transformación. Reconoce la importancia de aceptar el pasado para poder vivir en el presente. Y, bueno, también alivia mucho simplemente hablar sobre el problema.

Ahora detente un momento y piensa sobre las sesiones de coaching más recientes:
- ¿Has escuchado tan atentamente la historia del coachee?
- ¿Cómo reaccionó el coachee ante tu atención?

¿Qué significa la actitud del Receptor para el coachee?
Que alguien le escuche de verdad, sin que le interrumpa y sin que le juzgue, o sin que le imponga requisitos sobre la estructura y la lógica de su historia, puede llegar a ser una experiencia única e incluso sanadora para el coachee. Que todo está permitido, desde la

tristeza hasta la furia, desde la sutileza hasta la falta de matices, desde el amor hasta el odio y desde el arrepentimiento hasta la esperanza. Se siente aceptado por el coach. Y esto puede estimular al coachee a, simplemente, aceptarse a sí mismo. Además, así el coachee también puede expresar sus emociones y liberar tensiones. A veces, esto es una medida necesaria para poder después entablar una charla sustancial entre ellos. Al contar su historia, el coachee consigue tener un conocimiento único sobre sí mismo y comprender mejor su propia situación y su pregunta de coaching. El coach deja al coachee hacerlo todo por su cuenta. Así, cuando el coachee consigue una perspectiva más clara de la situación, puede confirmar que él mismo «puede hacerlo». Esto fortalece su autoestima, su autonomía y su capacidad de autoenseñanza.

Defecto: el puerto seguro
Si el coach persiste demasiado en su actitud de Receptor — escuchando de manera no directiva y rogeriana— puede que se convierta en algo parecido a un puerto seguro, un lugar donde el coachee puede siempre atracar para guarecerse del rápido, cruel e impersonal mundo exterior. Puede que hasta tenga un efecto adictivo. Es más, no se soluciona el problema y cabe la posibilidad de que se forme una relación de dependencia duradera. Perfecto para el negocio del coach autónomo, pero menos para el desarrollo del coachee.

Mis notas

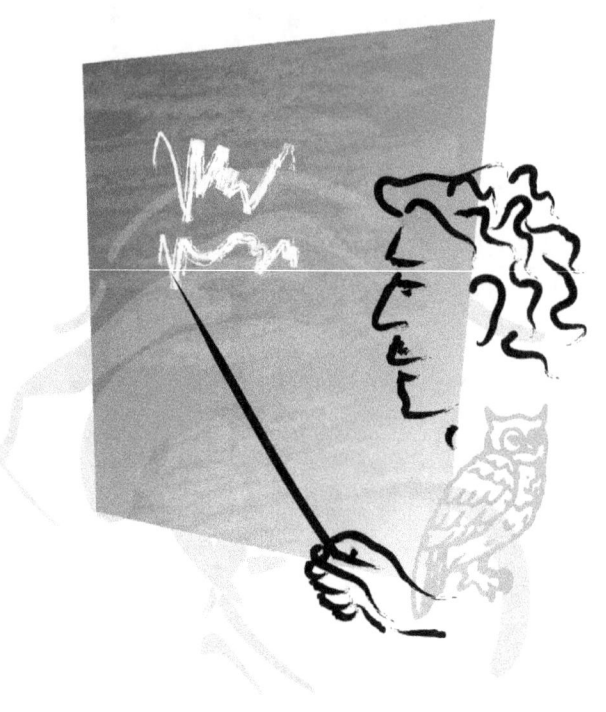

El Profesor

«Primero quiero decirte que me parece muy bien lo que has hecho. Has podido superar tu miedo y has dado el salto así sin más. ¡Felicidades! Bueno, ahora te voy a explicar el modelo ABC.» El coach se levanta y se acerca al tablero, agarra un rotulador y comienza a escribir.

El Profesor hace cumplidos, porque sabe que de esta forma está empoderando al coachee. Le cuenta qué talentos y características únicas ha detectado en él.

Le ofrece información interesante, teorías y modelos fascinantes y valiosas experiencias personales y de otros coachees. El Investigador opina que su valor añadido como coach se encuentra en sus conocimientos y los transmite con mucho gusto. Además, ayuda al coachee a esclarecer ventajas y desventajas, a agilizar el proceso de reflexión e ilustra el problema del coachee para que quede claro.

Y ahora volvemos a hablar de ti:
- ¿Qué convicciones compartes con el Profesor?
- ¿Qué es lo que no haces? ¿Basándote en qué convicción?

¿Cuáles son los efectos de la actitud del Profesor?
Vamos a empezar con los cumplidos. Oír un cumplido de vez en cuando siempre sienta bien porque nos confirma quiénes somos y qué hacemos. Nos ayuda a comprender nuestras cualidades específicas y refuerza nuestra autoconfianza. Otro efecto de los esfuerzos del Profesor es que el coachee adquiere nuevos conocimientos con los que puede desarrollar nuevas comprensiones y habilidades. Saber es poder, así que siempre está bien aprender. Además, el análisis que el Profesor realiza de la situación en la que

se encuentra el coachee puede otorgarle una perspectiva totalmente nueva sobre ella.

Defecto: el predicador

El Profesor puede que, en su afán por transmitir sus conocimientos al coachee, se vuelva un poco demasiado categórico. En vez de proporcionar teorías y visiones que el coach puede considerar, profesa la «verdad», por lo que la transmisión de conocimientos se vuelve dogmática. El Profesor se convierte en un predicador que está promoviendo sus propias creencias. El coachee podría acabar comportándose demasiado como un estudiante que depende del coach, o incluso convirtiéndose en un creyente. Y esto socava los metaobjetivos del coaching: el desarrollo de autoconocimiento y habilidades con los que el coachee alcanza mejor sus metas personales y mejora su capacidad de autoenseñanza. Esto requiere más una actitud autónoma y reflexiva que una dependiente y obediente del coachee. Esa también es la razón por la que, como coach, es mejor ser cauteloso al hacer cumplidos porque, antes de que te des cuenta, el coachee va a adaptar su actitud a tus criterios. Otro posible efecto de la actitud del Profesor es que evoque un comportamiento «adolescente» del coachee y este se enfrente al «maestro» contestándole, lo que para el Profesor bien intencionado es una actitud molesta conocida también como «resistencia». Para el Bufón, del que hablaremos más adelante, es exactamente este comportamiento rebelde el resultado deseado del esfuerzo del coach. Pero dejaremos ese tema para más tarde.

Mis notas

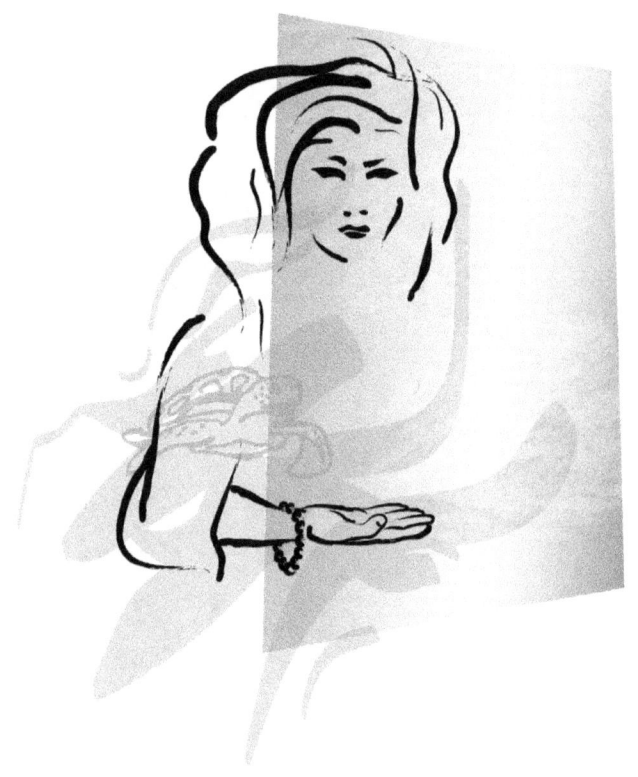

El Budista

«¿Qué ha pasado? He notado que te has asustado ante lo que he dicho, ¿no es así?» dice el coach con un semblante abierto y una voz serena mientras se reclina en su asiento lentamente. Deja al coachee en paz durante un rato, dándole espacio para que tome conciencia de sus sentimientos y pensamientos por los que se dejó llevar en ese momento.

El coach que adopta la actitud del Budista es consciente como nadie que lo que se produzca aquí y ahora es material excelente para el coaching. Realiza pausas regulares en la sesión y habla con el coachee sobre lo que ocurre en ese instante: lo que siente o piensa el coachee, cómo se siente ante el contacto con el coach y qué piensa de la charla. El coach también retroalimenta al coachee revelándose a sí mismo. Describe lo que percibe, vive, siente; el efecto que las palabras o el comportamiento del coachee están teniendo sobre él mismo, el coach. Para poder ayudar al coachee a enfocarse en el presente, el Budista emplea ejercicios de respiración, meditación y contacto físico leve. Al fin y al cabo, todo ello participa en el proceso de coaching: razón, emoción y cuerpo. El objetivo principal del coaching según el Budista es ser más consciente de lo que ocurre dentro y alrededor del coachee, la ampliación de su libertad de elección y la aceptación de sí mismo y de la realidad. Para poder ayudar al coachee a este respecto, el Budista plantea preguntas reflexivas, obligando al coachee a pensar y ayudándole a ver las cosas desde una perspectiva más amplia. En todo lo que el Budista proporciona al coachee, le da espacio para que haga algo con ello, o no. Está aquí para el coachee, así que este puede hacer lo que quiera y no está obligado a nada.

Plantéate las siguientes preguntas reflexivas y abiertas:
- ¿Qué puntos de partida compartes con el Budista? ¿Cuáles no?

- ¿Qué has sentido mientras leías este texto?

¿Cuál es el efecto del Budista sobre el coachee?

Esta actitud puede llevar a una diversidad de resultados de coaching maravillosos. El coachee se vuelve más consciente de sus emociones, sus necesidades, sus motivaciones y sus deseos, reflexionando sobre sí mismo y el efecto que causa sobre otras personas. Encuentra sus propias respuestas, aprende a tomar sus propias decisiones, desarrolla autoaceptación y una imagen positiva de sí mismo, nuevas perspectivas y una actitud proactiva. Seguro que piensas que, obviamente, eso es algo importante, ¡y con razón! Por eso, la del Budista es una de las actitudes favoritas entre los coaches.

Defecto: el pasota

Quizá ya has pensado al leer el perfil del Budista: «pues suena un poco como un pasota, o un blandengue». «Me voy a ver a un coach para encontrar respuestas sobre un par de cuestiones sobre mi manera de vivir la vida y va y me dice que primero tengo que ponerme en contacto conmigo mismo mediante ejercicios de respiración...» El Budista puede parecer un poco demasiado ambiguo a los coachees enfocados en los resultados o que se consideran gente seria. El Budista hace preguntas, plantea interrogantes y no da respuestas, instrucciones o «herramientas» (un término de coaching que me encanta) concretas. Es, básicamente, un Sócrates espiritual. Y esto puede llegar a irritar a algunos coachees, que dirían algo como: «Lleva mucho tiempo y encima me lo tengo que idear por mi cuenta». Precisamente eso es lo que hace que el Budista sea tan eficaz.

Mis notas

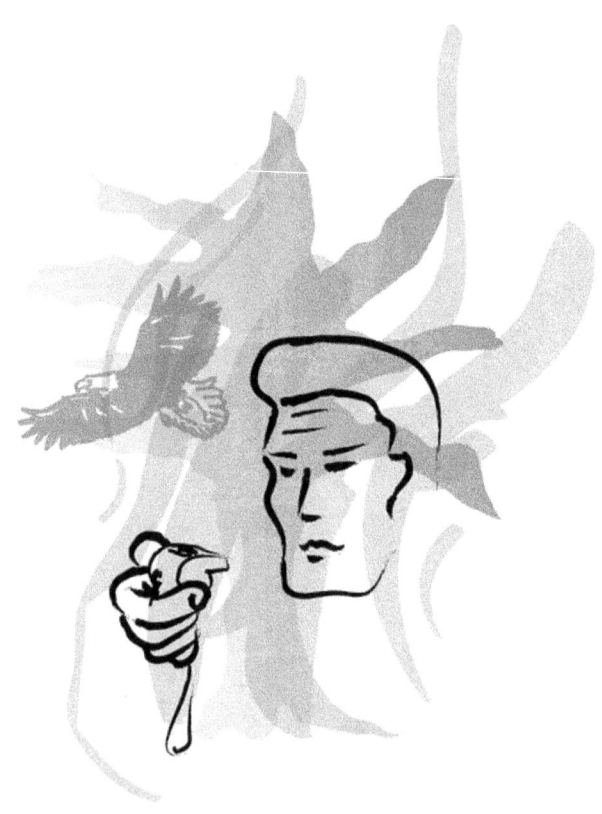

El Capitán

«Primero me gustaría saber qué tal te fue con los deberes que te puse la última vez. ¿Has hecho una cita con tu jefe para decirle lo que quieres? ...¿No?» Sintiéndose ligeramente culpable, el coachee evita mirarle a la cara al coach, que le está mirando intensamente y está sentado al borde de su silla, inclinándose hacia el coachee.

El Capitán se esfuerza claramente en ayudar al coachee a conseguir sus metas personales. Muestra entusiasmo y está motivado a contribuir en el desarrollo del coachee. Pone el listón muy alto y no sólo para él mismo. Lo que más le gustaría sería ver con sus propios ojos una transformación en la actitud, las declaraciones o cualquier otro comportamiento observable del coachee. En realidad no se conforma con menos. El Capitán crea alternativas y posibles soluciones para el coachee. Hace juegos de rol e inventa todo tipo de ejercicios para que el coachee experimente con nuevos comportamientos, y presta mucha atención a la denominada «transferencia». Estimula al coachee tanto como puede para poder aplicar también eficazmente las competencias adquiridas en la práctica.

¿Qué consiguen el coach y su coachee con esta actitud?
La estrategia concreta del coach puede dar lugar a un cambio de comportamiento del coachee. Ha aprendido comportamientos alternativos y ahora puede aplicarlos en la práctica. Lo mismo ocurre con las nuevas perspectivas que el coach le ha ofrecido. El coachee se siente ayudado por las soluciones del coach, especialmente con los problemas prácticos. Además, el coachee siente un apoyo práctico y social que surge de la pasión y el enfoque orientado a las soluciones del coach.

Defecto: Superman, Madre Teresa y el general

El Capitán puede llegar también a exagerar su pasión y su enfoque orientado a las soluciones, convirtiéndose en una especie de Superman. «Ya te arreglo yo esto». O Superwoman, claro, aunque las coaches suelen mostrar tendencias «Madre Teresa» y tienden a cuidar del coachee, mostrando una «actitud de cuidadora a la vieja usanza» y, antes de darse cuenta, están llamando a jefes o solicitando prestaciones sociales. Los coaches suelen mostrar comportamientos Superman o Madre Teresa al entablar contacto con coachees exigentes, pasivos, desesperados, victimistas, enfermos o discapacitados, o, por ejemplo, con un coachee que toca algún tema personal del coach. También la presión de terceros (por ejemplo, del jefe que paga por el coaching) puede ser motivo de que un coach se sienta extremadamente responsable por el resultado del coaching y que lleve al coachee en volandas. Eso también puede manifestarse en el comportamiento del «general»: «¡Tienes que hacerlo así»»

En conclusión, el defecto de esta actitud es que el coach trabaja muy duro, quizá hasta más que su propio coachee. Especialmente cuando el coach se esfuerza mucho en «salvarle», la autosuficiencia y el autocontrol del coachee son todo excepto estimulados, y el coachee no tiene prácticamente ninguna ocasión para mejorar sus capacidades de autosuperación y autoaprendizaje.

Contesta a las siguientes preguntas y sé sincero contigo mismo...:

- ¿Cuándo ha sido la última vez que te has puesto en modo Superman?
- ¿Qué hace que sea tan satisfactorio ayudar al coachee?
- ¿Qué más sacas tú de esto?
- ¿Qué caracteriza al coachee que te tienta a comportarte como un «cuidador»?

No nos andemos con rodeos: simplemente, «ayudar» a alguien es muy gratificante. Ahí está el «subidón» del altruismo y del servicio. La Madre Teresa se sentía también muy a gusto en su papel. Pero no hay nada malo en eso, ¿no? Si el coachee se va de la sesión con soluciones prácticas y sabe exactamente lo que tiene que hacer, eso también satisface al coach porque ha podido ser de ayuda y ha demostrado su valor. Y no olvidemos tampoco la gratitud del coachee, ya que ha conseguido aquello por lo que ha pagado y está muy agradecido al coach por ello. Además, algunos coachees no se contentan con menos. Exigen que el coach les proporcione soluciones y herramientas concretas. Y, claro, como coach resulta muy difícil oponerte a ello... ¿A que sí? ¿O consideras más importantes la autosuficiencia y la iniciativa del coachee?

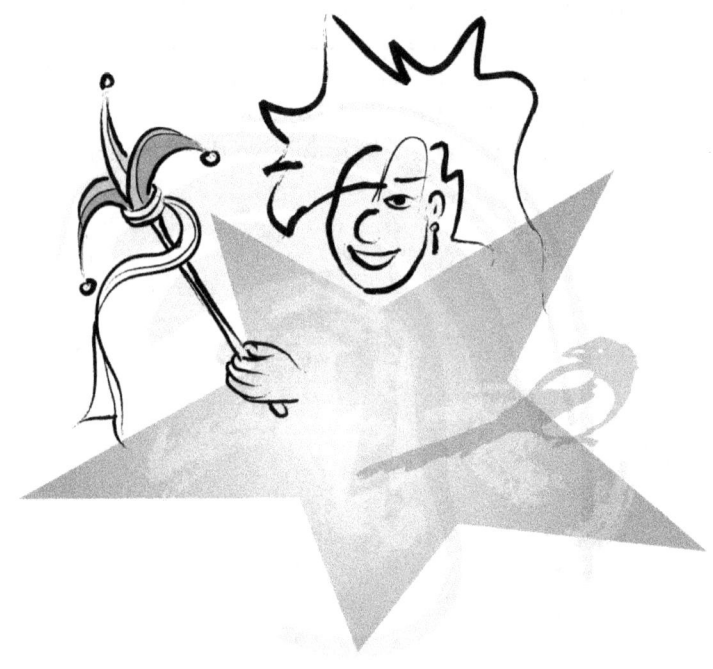

El Bufón

«¿Sabes lo que deberías hacer?» exclama el coach entusiasmado dirigiéndose a su coachee —un manager joven y apuesto—, «Abrir una empresa de servicios para mujeres profesionales solteras. Así aprovechas tus puntos fuertes en vez todo ese rollo de tener que aprender a decir "no" a tus compañeros de trabajo y llamarles la atención sobre su comportamiento. Estás hecho para "complacer" a la gente. ¿Y por qué no podrías sacar dinero —mucho dinero, por cierto— de ello?» El coach mira al coachee con expresión abierta y ojos traviesos. El coachee le devuelve una mirada mitad confusa y mitad entretenida. El coach continúa fantaseando sobre la floreciente empresa de amor y atenciones que debería fundar el coachee, hasta que este le interrumpe.

El Bufón también ofrece respuestas y soluciones al coachee. La diferencia con el Capitán es que las soluciones del Bufón son absurdas y no están destinadas a ser llevadas a cabo. Son refrescantes, originales, imaginativas y parecen absurdas. Aun así, el Bufón sí que ve un sentido en sus ideas locas. Está incentivando al coachee, le reta a ponerse en movimiento, a ver el mundo desde otra perspectiva y a abordar su problema de una nueva manera. Así anima al coachee a utilizar sus propias fuerzas y capacidades creativas para alcanzar los objetivos del coaching. Mediante la sorpresa, la confusión, el drama y el humor, se crea al principio caos y, después, creatividad en la mente del coachee. Al coach Bufón no le importa dónde le conduce todo esto al coachee. El único que puede determinar cuál es su objetivo de coaching, o si se ha alcanzado, es el propio coachee. Y, bueno, aceptarse a sí mismo o aceptar el problema es, según el Bufón, también una forma de movimiento y, por tanto, un resultado de coaching muy bueno.

Quizá todo esto suene un poco demasiado intenso. Humor, travesuras, absurdo, desafíos... ¿Se puede hacer todo esto así, sin más? Se trata, después de todo, de cuestiones muy importantes para el coachee; si no, no estaría pagando tan alegremente por las sesiones con su coach. Se merece, al menos, que su coach le tome en serio. El Bufón se toma en serio a su coachee, a veces hasta muy en serio. Se adapta completamente al coachee y a las necesidades de este. Por eso es de suma importancia que el coach mantenga una conexión abierta con el coachee, porque solo entonces el coachee podrá sentir que su coach le valora y le acepta totalmente como persona. Partiendo de esta base, este fundamento de contacto interpersonal, el Bufón y su coachee corren una aventura juntos. El Bufón en realidad no se toma demasiado en serio el problema o la pregunta de coaching del coachee. Juega con la pregunta para que el coachee la pueda ver desde una nueva perspectiva.

    ¿Ya tienes una imagen del Bufón? Es la versión moderna del bufón de la corte y utiliza un método de coaching paradójico y provocativo (Frank Farrelly). Y, sobre todo, es siempre él mismo, con todas sus locuras y su honestidad.

Es el momento de reflexionar:
- ¿Cuándo adoptas esta actitud del Bufón?
- ¿Y cuándo no? O bien: ¿Cuál sería la razón por la que nunca harías eso?

¿Qué consigue el Bufón exactamente con todo este comportamiento lúdico?

Es casi demasiado bueno para ser verdad, pero aun así el coachee se ve afectado de muchas maneras por el coach Bufón. Las ocurrencias inesperadas del Bufón ponen realmente en movimiento al coachee. A veces el coachee parece al principio inmóvil, casi paralizado, pero eso es lo que parece en el exterior. Por dentro, están ocurriendo un montón de cosas: confusión, pensamientos rebotando en su cabeza, y sentimientos que van y vienen. A veces el coachee ya se pone en movimiento física y emocionalmente durante la sesión de coaching; a veces más tarde. Durante la sesión, hay muchas risas mientras que a la vez se tratan temas profundos del coachee. Esta alegre profundización ocasiona que el coachee, a menudo después, incluso mucho después de la sesión con el Bufón, procese todos esos estímulos que le ha ofrecido el coach.

Defecto: el abusón o el payaso
La gran diferencia entre el Bufón y el abusón es la relación con el coachee. El Bufón se adapta al coachee, está a su servicio. El abusón ya no está en contacto con el coachee, sino que está ensimismado consigo mismo. Sus propios temas, frustraciones o necesidades determinan su manera de actuar. Por ejemplo, el humor se convierte en algo de mal gusto o muy cínico. El reto se puede convertir en burla. O se vuelve en humor por el humor, convirtiéndose así el Bufón en una especie de payaso. El ambiente pierde su intimidad y calidez. Ya no hay una corriente fluida entre el coach y su coachee. Y en vez de incentivar al coachee a levantarse, a encontrar o reencontrar su propia fuerza, puede ocasionar que el coachee renuncie. Entonces la conexión se verá bloqueada en ambas direcciones y no se llegarán a alcanzar los objetivos de coaching.

Y volvemos contigo:
- ¿Cuántas veces te lo pasas bien con el coachee?
- ¿Qué emociones o pensamientos han pasado por tu cabeza mientras estabas leyendo sobre el Bufón?
- No está hecho para ti, ¿verdad?

Mis notas

El juego de las actitudes.

Bueno, pues ya tenemos las ideas más claras. Los coaches pueden trabajar desde las seis actitudes en las que subyacen diferentes convicciones, y desde las que se realizan intervenciones específicas que pueden tener diversos efectos en el coachee. Tus convicciones sobre coaching, sobre el coachee y, no menos importante, sobre ti mismo determinan en gran medida las actitudes que adoptas. Si consideras que la transmisión de conocimientos es primordial, estarás más inclinado a adoptar la actitud del Profesor que un coach que considere que el coachee ya dispone de sus propias respuestas. Si estás convencido de la importancia de objetivos y resultados mensurables, es más probable que adoptes la actitud del Capitán que un coach que piense que la sensibilización y la confusión también pueden dar resultados de coaching maravillosos. Puede que hasta rechaces algunas actitudes basándote en tus convicciones sobre el coaching, aunque podrías correr el riesgo dejar pasar la oportunidad de prestar un mejor servicio al coachee. Tal vez hasta consideres que se pueden aplicar diferentes hipótesis en distintos momentos del proceso de tus coachees, por lo que quizá utilices todas y cada una de las actitudes. Pero no hemos llegado todavía a ese punto. Además de nuestras convicciones más o menos conscientes, en la adopción de actitudes del coach también desempeñan un papel, se reconozcan o no, las necesidades, las motivaciones y los talentos del coach.

Orientado hacia resultados
Imagínate que eres una persona muy orientada hacia los resultados y necesitas obtener resultados visibles de tus sesiones. Entonces te decantarás por la actitud del Capitán. Te aseguras de que el coachee formule objetivos claros y concretos, y de que también los alcance, estando a su disposición para asesorarle. Evalúas continuamente

con tu coachee el progreso y los resultados conseguidos. Esto en sí mismo no es ningún problema, a no ser que se puedan alcanzar más resultados abandonando tu enfoque en el resultado directamente visible. Como, por ejemplo, cuando el coachee está atascado debido a sus patrones de comportamiento y pensamiento que le impiden avanzar. En este caso, el coachee podría sacar más provecho con un método extraído de las otras actitudes, y así tener más tiempo y espacio para tomar conciencia de sus patrones, y la posibilidad de cambiarlos. O, por ejemplo, cuando tu enfoque hacia los resultados hace que trabajes mucho más que tu coachee. Entonces, para poder salir del papel de líder, podrías adoptar la actitud del Budista o del Bufón. Así tú puedes darte un respiro y tu coachee comenzar a trabajar para alcanzar los objetivos. O quizá no lo haga, pero entonces eso ya es asunto del coachee en cuestión...

Gustarle a la gente
Muchos coaches tienen la necesidad de gustarle a los demás, aunque no sean conscientes de ello. ¿Te sientes identificado? Después de todo, para desarrollar una consciencia social, debemos también ser conscientes de cómo afectamos a la gente. Hay muy poca gente que diga que prefiere que se la considere antipática antes que simpática, y yo me pregunto hasta qué punto esas personas lo dicen en serio. La cuestión es cuando nuestra necesidad de caerle bien a la gente determina en gran medida nuestra actitud. ¿Cuándo podemos servir mejor al coachee con otra actitud? Un coach que considere importante gustarle a la gente puede, por ejemplo, caer en la tentación de quedarse apalancado demasiado tiempo en la actitud del Receptor; en la actitud del Budista, de tener cuidado de no hacer preguntas conflictivas, y de evitar en todo momento usar la actitud del Bufón.

Un comportamiento «simpático» por parte del coach puede llegar a confundirse con una actitud abierta y cariñosa. Pero hay una clara diferencia entre comenzar una relación de cariño entre un coach y su coachee, y comportarse simpáticamente con el fin de caer bien a los demás. La actitud cariñosa del coach no tiene por

48

qué traducirse necesariamente en una «actitud simpática». Después de todo, el coach puede ayudar mejor al coachee con una «actitud antipática» (*tough love* en inglés) cariñosa, como la confrontación o la provocación. Si le ahorras el «disgusto» al coachee para que le caigas bien, básicamente le estás fallando porque estás satisfaciendo tus propias necesidades.

Controlar o soltar
Cuando hablo de dar espacio al coachee, me refiero a que el coach tiene que soltar bastantes cosas: el control, la estructura, las certezas y «verdades». Para poder guiar óptimamente al coachee en su proceso de desarrollo —un proceso en el que el control, la estructura, las certezas y las «verdades» del coachee suelen derrumbarse—, el coach tampoco escapa a este proceso. Cuanta más libertad se permita a sí mismo el coach, más fácil será soltar al coachee. Por otro lado, el ser humano obviamente no puede vivir sin un ápice de orden en el caos. Para poder darle sentido al mundo que nos rodea, para poder comprender a nuestros coachees, o básicamente, para poder hacer nuestro trabajo, debemos trabajar desde nuestras suposiciones sobre la realidad, sobre el comportamiento humano, sobre la vida y sobre la muerte. Nuestro marco de referencia crea orden, estructura, orientación y claridad. Todas las personas necesitan ciertas certezas y yo misma quiero que las tengan. La cuestión en realidad es si cuando estás trabajando con un coachee como un auténtico Investigador con diferentes cuestionarios y análisis, lo estás haciendo para facilitar el proceso de desarrollo del coachee o en realidad estás más bien satisfaciendo tu propia necesidad de verificación y certeza. Si como Profesor estás impartiendo tus conocimientos al coachee, ¿le estás ayudando a mejorar su capacidad de aprendizaje o le estás sirviendo una nueva «verdad»? Cuando estás planeando un trayecto de coaching como Capitán con tu coachee, ¿lo haces para apoyar a tu coachee en su proceso o para tener tú más control sobre ese proceso?

Al servicio de otros

Una de las cualidades más nobles de los coaches es que desean ayudar a otros. Estar al servicio del otro es algo hermoso y, además, un requisito en nuestra profesión. Es simplemente gratificante poder ayudar a los demás. Te hace sentir como que significas algo para alguien, que has podido contribuir y que has logrado ser de utilidad. ¿Estás de acuerdo? Si mantenemos esta cualidad en equilibrio, podremos servir tanto al coachee como a nosotros mismos. Pero un coach puede ir demasiado lejos con su ayuda. Ya comentamos anteriormente como Madre Teresa y Superman pueden llegar a ser defectos del Capitán. Estos superhéroes serviciales van tan lejos con su ayuda que acaban socavando la autonomía del coachee. Es obvio que «salvar» a alguien nos hace sentir muy bien, como si fuéramos un héroe, y más aún desde una cualidad tan noble como estar al servicio de otros. ¡La Madre Teresa no era solo una heroína, sino también una santa! Al fin y al cabo, ¿no es la santidad la aspiración máxima entre los mortales? Aun así, la cuestión es cuándo se sobrepasa el límite de la ayuda y cuándo se acaban haciendo cosas como interferir demasiado, actuar de manera paternalista o maternalista, o sofocar a base de cariño. ¿Y cómo reacciona el coachee? ¿Se deja mimar como un paciente agradecido; se deja salvar de su situación difícil como si fuera una víctima, o justamente se resiste contra aquellos que podrían ayudarle? El salvador necesita víctimas, al igual que una enfermera necesita pacientes. Pero, ¿está dispuesto el coach a servir de ayuda en estos casos? En principio quizá sí, ya que todos necesitamos a veces un abrazo o una mano amiga. Pero el coachee necesita más para su desarrollo personal. Por ejemplo, el espacio suficiente para tomar sus propias decisiones, para descubrir sus talentos y motivaciones y para experimentar su propia fuerza.

La motivación del reconocimiento

Todo el mundo, en cierto modo, se ve motivado por la necesidad de ser reconocido. La gente reconoce mi existencia, luego existo. Si lo que te gusta es que la gente te vea como una persona competente o importante, te sentirás como en casa en la actitud del Profesor y, probablemente, también en la del Investigador o la del Capitán. No hay ningún problema con eso, siempre y cuando no olvides reconocer también el potencial del coachee y darle el espacio suficiente para hacer uso de tu actitud y seguir desarrollándose. Para conseguir un coaching eficaz, primero es importante no interponerse en el proceso del coachee. Cuando el planteamiento del coach viene determinado en gran medida por su necesidad de demostrar su competencia, podría acabar interfiriendo con el desarrollo de la capacidad de autoaprendizaje del coachee.

Necesidades del coachee

¿Deben ser fundamentales las necesidades del coachee al elegir una actitud del coach? Sí y no. Si interpretamos las necesidades del coachee como la propuesta que el coachee le hace al coach con su actitud, la respuesta suele ser un sorprendente no. Imagínate un coachee que viene a verte con una actitud victimista extrema. ¿Le beneficia un coach que se presenta inmediatamente como un Superman? Yo opino que no, porque el coachee ya sabe extraer ese tipo de reacción a toda la gente de su entorno. Además, no se ha gastado dinero en un coach profesional para nada. Pero cuando el coachee llega en un estado muy emocional y empieza a llorar nada más presentarse, no es que se tenga mucha elección. En realidad, lo único que puedes hacer es adoptar la actitud del Receptor. En efecto, en ese instante, el coachee no es receptivo a cualquier información o intervención de ningún tipo. Además, necesitas información sobre el estado del coachee y la situación actual en la que se encuentra para saber qué tienes que hacer como coach. La cantidad de tiempo que debes mantener esta actitud depende de la información que recibas sobre la situación en la que se encuentra el coachee, así como tu propia actitud del coach preferida. Un coach que está convencido que el humor es muy terapéutico para procesar emociones, vuelve a adoptar la actitud del Bufón cuando estime que es conveniente y quizás haga un comentario gracioso por lo que el coachee ría a través de sus lágrimas. Un coach que está convencido de que «dejar hablar» es la mejor manera de procesar emociones, se mantendrá más tiempo en la posición del Receptor y dejará contar su historia al coachee, parafraseando y asintiendo mientras la cuenta. Y eso está bien —esas actitudes diferentes—, mientras sea beneficioso para el coachee.

En conclusión, las necesidades y motivaciones con los comportamientos resultantes tanto del coach como del coachee influyen en el juego de las actitudes. El coachee no se beneficia si el juego de las actitudes lo domina la autogratificación del coach. Porque ¿qué determina idealmente la elección de una actitud de coaching? Exacto: la pregunta de coaching y las necesidades del coachee. Suena bastante lógico y muy sencillo, ¿no crees? Por suerte en la práctica no es tan simple como parece, ya que hay innumerables factores que subyacen al objetivo de coaching y a las necesidades de un coachee: su actitud, la fase de su proceso de sensibilización, su manera de aprender y muchos más. Esto es lo que hace que nuestra profesión sea tan fascinante.

Intervenciones y efectos
Para determinar cuál de las actitudes es la más apta, es bueno tener presente qué intervenciones se realizan desde las diferentes actitudes. También los efectos de esas intervenciones sobre el coachee proporcionan pistas interesantes sobre su aplicabilidad. Por eso, las he resumido en una tabla en la página x .

Para ilustrar cómo puedes reaccionar de diferentes maneras ante una propuesta relacional implícita de tu coachee partiendo de las seis actitudes, he elaborado un ejemplo que se encuentra después de la tabla.

Ir con la corriente
El coaching es un trabajo magnífico y, en principio, nunca estás «trabajando». Idealmente, tus sesiones de coaching son un proceso fluido, un tipo de «corriente». Y, si no lo es, pues probablemente sea el momento de darle al botón de Pausa e investigar qué tipo de actitud estás asumiendo como coach durante las sesiones. ¿Llevas

mucho tiempo con la misma actitud? ¿Quizá demasiado? Puede que sea hora de pasar a la actitud del Capitán o utilizar las bromas inspiradoras del Bufón. ¿O quieres algo de tu coachee y él se resiste? Entonces puede que sea hora de que cambies de una actitud *guía* a una actitud que *dé espacio*. O iniciar una metacomunicación sobre el proceso con tu coachee en la actitud del Budista.

Las seis actitudes del coach te ayudaran a adaptarte cada vez mejor y más sutilmente a lo que necesita el coachee en la sesión. Y no te olvides de ti mismo. Si cambias de actitud a tiempo, no perderás innecesariamente energía durante el coaching. ¡Disfruta!

Mis notas

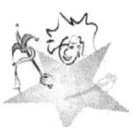	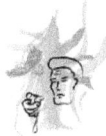
intervenciones: dramatizar, jugar con paradojas, soluciones absurdas, contrariar (provocativo) *efectos:* confusión, autorreflexión, autonomía, cambio de actitud, autoaceptación y autoestima	*intervenciones:* animar, objetivos SMART, aconsejar, instruir, convencer *efectos:* competencia conductal, comprensión, soluciones, experimentar apoyo
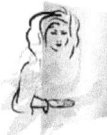	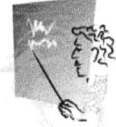
Intervenciones: preguntas reflexivas, pausar la sesión, metáforas, valorar y ofrecer retroinformación inmediata *efectos:* sensibilización, autorreflexión, autoaceptación	*intervenciones:* explicar, ofrecer teorías y conocimientos, dar ejemplos, hacer cumplidos *efectos:* conocimiento, comprensión, mejor autoestima
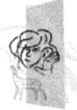	
intervenciones: escuchar con atención; mantener la comunicación abierta mediante gestos, sonidos, repeticiones, muletillas o frases breves; parafrasear, reflejar emociones *efectos:* calmar emociones, desahogar frustraciones, aceptación del pasado y de uno mismo	*intervenciones:* estructurar, analizar, desentrañar, mapear *efectos:* perspectiva global, más comprensión sobre uno mismo, el pasado y las «causas», control

Modelo de las seis actitudes con intervenciones

Mis notas

Ejemplo

Viene un coachee con una actitud victimista, y el coach le dice:

El Investigador: ¿Por qué siempre acabas haciendo tú todas las tareas fastidiosas? ¿Es este un patrón que ya has formado anteriormente en tu vida?

El Profesor Se trata de asertividad. Un comportamiento verdaderamente asertivo se caracteriza por luchar por tu integridad manteniendo una buena relación con el otro...

El Capitán: Intenta decir que «no» a las cosas que no quieres y «sí» a las cosas que de verdad quieres. ¿A que te sientes más empoderado? Ves, hasta te has puesto más erguido y todo.

El Receptor: Así que, por lo que me has contado, a veces sientes que tus compañeros de trabajo se aprovechan de ti.

El Budista: ¿Qué significa para ti estar tan al servicio de otros?

El Bufón: Bueno, están los que trabajan y los que no. Un trabajador como tú asume sus responsabilidades, y sabes que existes porque trabajas duro, con sangre, sudor y lágrimas. Y así sucesivamente...

Mis notas

Wisselende contacten

Karen Walthuis

*De
ontmaskering
van de*
coachingsrelatie

Scriptum Psychologie

¡Disfruta!

www.KarenWalthuis.nl

www.ingramcontent.com/pod-product-compliance
Lightning Source LLC
Chambersburg PA
CBHW070324290526
45791CB00003B/1254